TUMEUR FIBRO-KYSTIQUE

DE L'OVAIRE DROIT

OVARIOTOMIE. — GUÉRISON

PAR

Le Dr LOUIS LANDE

Professeur agrégé à la Faculté de Médecine de Bordeaux,
Médecin adjoint de l'hôpital Saint-André,
Chevalier de la Légion d'Honneur.

—>—<—

PARIS

G. MASSON, ÉDITEUR

LIBRAIRE DE L'ACADÉMIE DE MÉDECINE

17, place de l'École-de-Médecine, 17

1878

TUMEUR FIBRO-KYSTIQUE

DE L'OVAIRE DROIT

OVARIOTOMIE. — GUÉRISON

TUMEUR FIBRO-KYSTIQUE

DE L'OVAIRE DROIT

OVARIOTOMIE. — GUÉRISON

PAR

Le Dr LOUIS LANDE

Professeur agrégé à la Faculté de Médecine de Bordeaux,
Médecin adjoint de l'hôpital Saint-André,
Chevalier de la Légion d'Honneur.

PARIS

G. MASSON, ÉDITEUR

LIBRAIRE DE L'ACADÉMIE DE MÉDECINE

17, place de l'École-de-Médecine, 17

1878

TUMEUR FIBRO-KYSTIQUE

DE L'OVAIRE DROIT

OVARIOTOMIE. — GUÉRISON[1]

Mme L. B..., âgée de vingt-huit ans, d'un tempérament lymphatico-sanguin, a été réglée pour la première fois à quinze ans, et depuis cette époque a toujours eu une menstruation régulière; pas de grossesse. Elle ne présente aucun antécédent héréditaire, et n'a jamais eu d'autre maladie que celle dont j'ai à m'occuper tout particulièrement dans le cours de cette observation.

Vers l'âge de dix-huit ans, Mme L. B... s'aperçut par hasard qu'elle avait dans le ventre une *boule* de la grosseur d'un œuf occupant la fosse iliaque droite, mais douée d'une mobilité assez étendue pour qu'elle pût la déplacer facilement. Cette boule n'était le siége d'aucune douleur spontanée, les déplacements qu'on lui faisait subir n'éveillaient aucune sensibilité; la jeune fille se préoccupa peu de sa découverte, d'autant que celle-ci fut prise en plaisanterie dans l'entourage.

Vers la fin de l'année 1872, la jeune malade qui depuis

---

[1] Lu à la Société de Médecine et de Chirurgie de Bordeaux, 1878.

plusieurs mois se trouvait souffrante, sans pouvoir préciser le siége de son mal, vint séjourner quelque temps à l'établissement hydrothérapique de Longchamps où elle appela en consultation MM. les Drs Delmas, J. Dupuy et Flornoy. Il ne fut pas difficile à ces honorables confrères de reconnaître que la cause du malaise accusé par la malade et des phénomènes morbides, toux, oppression... qu'elle présentait, n'était autre qu'un vaste épanchement pleurétique droit.

Il s'agissait là d'une pleurésie latente survenue d'une façon insidieuse, sans la moindre réaction, sans accidents généraux. Un traitement médical fut aussitôt institué, et la thoracentèse présentée comme une ressource à laquelle il faudrait recourir après l'insuccès fort probable de la médication.

Contre toute prévision, une très notable amélioration survint dès les premiers jours, provoquée surtout par des applications énergiques et réitérées de teinture d'iode. La malade, se sentant soulagée, désira rentrer chez elle où elle devait continuer le traitement.

Mais au moment où l'affection thoracique paraissait rétrocéder, M. L. B... s'aperçut que son ventre prenait un notable développement. Cette augmentation de volume était générale, régulière, progressive et s'effectuait sans provoquer ni douleurs ni phénomènes généraux. La petite tumeur que cet accident remit en mémoire à la malade ne pouvait plus être retrouvée dans l'abdomen.

Après plusieurs mois perdus, ainsi que cela arrive toujours en pareille circonstance, à des essais thérapeutiques de fantaisie, M. le Dr Flornoy fut appelé. Il diagnostiqua une ascite considérable et reconnut en même temps que l'épanchement pleurétique persistait ou tout au moins s'était reproduit. A ce moment la malade était dans une situation assez grave, la gêne de la respiration produite et par l'ascite et par l'hydrothorax était considérable; il fallait intervenir rapidement. M. Flornoy, s'adressant d'abord à l'épanchement le plus considérable, proposa une ponction abdominale qui, acceptée, donna issue à plusieurs litres de liquide jaune citrin, parfaitement limpide.

Un traitement médical fut institué contre l'épanchement pleurétique.

Après la ponction abdominale, la tumeur redevint appréciable, et la malade, qui avait jusque-là négligé de suivre avec attention son développement, dut reconnaître qu'elle avait grossi dans de très sérieuses proportions.

Inquiète de ce développement et poussée par le docteur Flornoy qui soupçonnait une lésion de l'ovaire, la malade se rendit en septembre 1875 auprès du Dr Péan. Celui-ci, après avoir examiné une première fois la malade, appela auprès d'elle les Drs Ricord et Delpech.

Voici ce que je lis dans la consultation écrite de ces trois éminents confrères (2 octobre 1873).

« ... Mme L. B... est actuellement affectée d'un épanchement pleurétique considérable occupant tout le côté droit de la poitrine. Dans l'abdomen on constate d'abord un épanchement ascitique, puis une tumeur volumineuse composée de lobules agglomérés, dont quelques-uns sont flottants, durs, résistants, sans signes de fluctuation ; cette tumeur est complètement indépendante de la rate, du foie aussi bien que du corps utérin, dernier fait que démontre facilement le toucher vaginal (l'utérus étant normal et mobile), elle paraît même indépendante des annexes de l'utérus.

» Quant au siége de cette tumeur et à sa nature

probable, elle nous semble développée dans le mésentère dont elle suit la direction et de nature strumeuse. »

De ce diagnostic dérivait le traitement suivant : thoracentèse ; évacuation du liquide ascitique suivant les besoins ; badigeonnages de teinture d'iode alternativement sur la poitrine et sur l'abdomen ; enfin, à l'intérieur, préparations iodo-iodurées, huile de foie de morue, alimentation aussi réparatrice que possible.

De retour à Bordeaux, Mme L. B... revint à l'établissement de Longchamps et se soumit à la thoracentèse qu'elle avait une première fois refusée. L'opération pratiquée par le Dr Flornoy donna issue à quatre litres de liquide citrin parfaitement limpide. Peu de jours après, l'épanchement se reproduisit, et il fut nécessaire, au bout de trois mois, de recourir à une seconde ponction qui fournit autant de liquide que la première.

Le poumon, examiné avec soin après ces deux thoracentèses, parut sain dans toute son étendue ; par précaution, des badigeonnages de teinture d'iode furent continués pendant plus d'un an, bien que la pleurésie eût complètement cédé. Depuis, la malade y a eu souvent recours, toutes les fois qu'elle éprouvait dans la poitrine quelqu'une de ces douleurs si fréquentes chez les personnes qui ont été atteintes d'inflammation de la plèvre. Il n'y a plus eu depuis cette époque le moindre phénomène morbide du côté de la poitrine.

Mais tandis que l'épanchement pleurétique disparaissait, l'ascite se reproduisait peu à peu, et par les accidents généraux qu'elle provoquait, arrivait bientôt à nécessiter une nouvelle intervention chirurgicale. Une seconde ponction fut faite huit mois après la première.

Le liquide ascitique s'épancha avec plus de rapidité, et quatre mois après une troisième ponction devint nécessaire. Dès lors, la reproduction du liquide se fit plus prompte et plus abondante, les ponctions se rapprochèrent de deux mois en deux mois et furent enfin répétées tous les quinze jours.

Vers la fin de l'année 1874, la malade était tombée dans un état d'épuisement assez inquiétant ; en outre de l'ascite qui se reproduisait comme je viens de le dire, elle présentait un gonflement assez notable des extrémités inférieures.

La tumeur abdominale grossissait sensiblement, il importait de prendre une décision.

Une consultation fut provoquée à laquelle assistèrent MM. Oré, J. Dupuy, Labat et Flornoy. Les avis furent partagés, cependant on finit par se ranger, au moins au point de vue du traitement, à l'opinion du Dr Labat. Pour lui, la malade était atteinte d'un kyste, kyste de la paroi ou sous-péritonéal ou kyste épiploïque avec corps flottants dans la cavité kystique, et il proposa de pratiquer des injections iodées de façon à obtenir l'oblitération de cette cavité kystique.

La première injection iodée amena une réaction extrêmement violente et fut suivie pendant huit jours de phénomènes péritoniques, tels que douleurs violentes, ballonnement du ventre, vomissements. Elle ne produisit qu'une très légère action sur la marche de la maladie. Quarante jours après une ponction était de nouveau nécessaire ; puis de mois en mois il fallait donner issue à l'épanchement ascitique ou kystique dont la quantité s'élevait alors à vingt litres. La tumeur solide restait dans cet intervalle à peu près stationnaire.

Seconde injection iodée au bout de six mois ; mêmes phénomènes réactionnels, même insuccès. Six mois se passent encore pendant lesquels les ponctions sont aussi fréquentes, une troisième injection iodée ne produit pas de plus heureux résultats. Dès lors, toute tentative de traitement curatif est abandonnée et l'on se contente de pallier la maladie au moyen d'évacuations successives. Le liquide se reproduit après chaque ponction avec plus de rapidité et en plus grande abondance. Les ponctions deviennent indispensables tous les quinze jours. Le soir même de l'opération on peut constater la présence d'une notable quantité de liquide, c'est à peine si la malade peut sortir et vaquer à ses occupations pendant trois ou quatre jours, après lesquels elle est condamnée au repos au lit, à l'immobilité presque absolue sur son fauteuil, dans l'attente d'une nouvelle ponction qui ne doit lui donner que quelques heures de répit. La quantité de l'épanchement s'élève à vingt-cinq ou trente litres.

Telle était la situation, quand, au commencement de mars 1877, je fus appelé en consultation par le Dr Flornoy qui, malgré les avis contraires émis jusque-là, n'avait pas perdu tout espoir de possibilité de guérison au moyen d'une opération radicale, car il penchait vers le diagnostic de tumeur ovarique. Le jour de notre réunion avait été fixé pour une nouvelle ponction (il y en avait eu déjà plus de cinquante); nous voyons donc la malade au moment où l'abdomen a acquis son entier développement.

Le ventre est très volumineux, saillant en avant, régulièrement globuleux; la paroi est très distendue, sillonnée par quelques veines. La palpation fait reconnaître la consistance uniforme de l'abdomen; dans toute son étendue on perçoit très nettement la sensation de flot; la percussion fait retrouver la masse intestinale logée tout en haut et en arrière de l'hypochondre gauche, les changements de position ne paraissent pas avoir d'action sur la situation de l'intestin.

La ponction est pratiquée au lieu d'élection de la ponction ascitique; dès qu'il s'est écoulé une petite quantité de liquide, il est facile de percevoir, même à la vue, une fluctuation très marquée dans toute l'étendue de la cavité abdominale. On peut même sentir cette fluctuation en arrière, sur les côtés de la colonne vertébrale, à travers les muscles de la région lombaire. Après l'évacuation de douze ou quinze litres de liquide, on perçoit de part et d'autre de l'ombilic deux masses globuleuses dures qui fuient sous la pression, donnant ainsi, suivant l'expression du Dr Flornoy, la sensation de deux corps flottants. Ces grosseurs émergent pour ainsi dire à mesure que l'écoulement se produit, et bientôt on peut reconnaître qu'elles font partie d'une tumeur volumineuse s'étendant de la fosse iliaque droite à l'hypochondre gauche.

La cavité abdominale se vide complètement; il est facile de circonscrire la tumeur dans presque toute son étendue. Elle est ovale et irrégulièrement bosselée; les mamelons supérieurs sont durs et résistants, tandis que deux ou trois des saillies inférieures sont très manifestement fluctuantes.

Sur les côtes on peut glisser la main au-dessous de la tumeur et lui imprimer un léger mouvement en avant. En haut, en glissant la main à plat entre elle et les fausses côtes, on peut l'abaisser d'une façon très notable; mais à ce moment la malade accuse une sensation désagréable du côté de l'estomac, une sorte de nausée avec tendance à la syncope. Il semble que la tumeur soit retenue en haut et tiraille sur les viscères.

En bas, la main plonge librement entre la tumeur et la paroi de la fosse iliaque gauche; vers la fosse iliaque droite et à une certaine profondeur, on sent une résistance ; en soulevant la tumeur, on découvre que cette résistance est produite par une sorte de cordon volumineux qu'il est possible de saisir entre les doigts à travers la paroi abdominale extrêmement amincie ; le cordon aboutit au niveau de l'ovaire droit.

Le toucher vaginal fait reconnaître l'intégrité de l'utérus en même temps que son indépendance, par rapport à la tumeur. Les mouvements ne sont pas communiqués de l'un à l'autre.

Quelques jours après nous procédons à un second examen dans les mêmes conditions. Le toucher vaginal pratiqué avant la ponction nous permet de constater que les culs-de-sac du vagin sont repoussés par le liquide épanché dans l'abdomen, et que l'utérus est tout à fait libre. Le toucher rectal nous rassure, en outre, sur l'intégrité absolue du corps de l'organe.

Après cet examen, nous portons, le docteur Flornoy et moi, le diagnostic de tumeur fibro-kystique de l'ovaire droit — ou peut-être de l'utérus, mais alors avec pédicule long et mince — et comme conséquence de ce diagnostic, nous proposons une opération radicale : l'ablation de la tumeur par la gastrotomie.

. Afin de mieux établir encore la ligne de conduite à suivre, le docteur Lanelongue est appelé à son tour, et il examine la malade dans les conditions que je viens de décrire. A un premier examen, M. Lanelongue n'ose pas se décider ; il se demande si nous sommes en présence d'une tumeur relativement petite avec épanchement ascitique, ou d'une tumeur avec vaste poche kystique envahissant toute la cavité abdominale, et en doublant, pour ainsi dire, la paroi, dans la majeure partie de son étendue. Seconde hypothèse dans laquelle toute intervention chirurgicale devrait être repoussée.

Nous lui objectons la fluctuation si évidente jusque dans les moindres replis de la cavité péritonéale, la possibilité de circonscrire, d'embrasser la portion solide de la tumeur, la mobilité de cette tumeur, et en particulier la facilité avec laquelle on peut, en glissant la main au-dessous d'elle, la détacher de la paroi postérieure contre laquelle devrait, au contraire, l'appliquer et la maintenir exactement une poche kystique adhérente dans toute son étendue.

Un second examen pratiqué quatre jours après, alors que la cavité abdominale n'est pas encore complètement distendue, rend ces signes encore plus apparents et permet de préciser le diagnostic. Avec le Dr Lanelongue nous la formulons ainsi : tumeur fibro-kystique de l'ovaire droit avec adhérences à la partie supérieure vers les deux hypochondres., accompagnée d'un épanchement ascitique considérable ; et nous proposons l'ovariotomie qúi cette fois est acceptée sans réticence.

L'opération fut pratiquée le 19 avril 1877 en présence et avec le concours de MM. les Drs Flornoy, Lanelongue, Kloz, Dubourg, Chapparre et de M. Grégory, interne à l'hôpital Saint-André. M. le Dr Flornoy voulut bien se charger de donner le chloroforme, ce qu'il fit avec une telle prudence et une telle habileté que 90 grammes à peine de chloroforme suffirent pour maintenir la malade en anesthésie complète pendant une heure et demie.

Tout étant disposé, je pratique suivant la ligne blanche une incision qui s'étend de l'ombilic au pubis. Je divise peu à peu les parties molles, en ayant soin d'étancher exactement le sang au moyen de pinces à pression appliquées jusque sur les plus petits vaisseaux, et j'arrive sur le péritoine. Je fais alors une petite ponction au moyen du bistouri, et aussitôt le liquide ascitique s'échappe en un jet vigoureux recueilli par un aide dans des vases préparés à cet effet.

Afin de mettre la malade à l'abri de toute syncope, l'écoulement de ce liquide est surveillé avec soin; par intervalles, je l'arrête en appliquant le doigt sur la boutonnière péritonéale, de façon à permettre à la circulation de reprendre peu à peu son équilibre. Vingt minutes environ sont nécessaires pour l'évacuation complète de l'ascite, qui fournit trente litres.

La cavité abdominale étant complètement étanchée, je divise le péritoine sur la sonde cannelée et je tombe sur la tumeur. Celle-ci se présente sous l'aspect d'une masse irrégulièrement bosselée, les saillies inférieures sont manifestement kystiques; leur enveloppe est transparente et elles sont le siége d'une fluctuation évidente; la partie supérieure au contraire est très dure et offre tous les caractères des tumeurs fibreuses. L'ensemble ne paraît pas très vasculaire.

Je vais tout de suite à la recherche des adhérences vers l'hypochondre droit; je trouve d'abord une longue bride de la grosseur d'un manche de porte-plume, j'applique deux fortes ligatures l'une au ras de la tumeur, l'autre à un centimètre au-dessus et je sectionne la bride entre les deux.

Du même côté et à deux centimètres au-dessus, je trouve une seconde adhérence un peu plus volumineuse que la première, mais également allongée, je la sectionne avec les mêmes précautions; elle contient quelques artérioles dont les battements sont très nettement appréciables.

Je passe vers l'hypochondre gauche où nous avons diagnostiqué une seconde adhérence, et je la trouve, en effet ; celle-ci est large de deux centimètres environ, mais assez mince, elle constitue ainsi une sorte de bride rubanée, elle est parcourue par deux ou trois artères assez volumineuses. La section est faite comme celles des deux premières.

La main introduite dans l'abdomen me fait bien vite reconnaître que, détachée de ces adhérences, qui sont épiploïques, la tumeur est complètement libre dans l'abdomen.

Je ponctionne alors au moyen d'un petit trocart de trousse les deux kystes les plus volumineux que je découvre à la partie inférieure de la tumeur, et je donne issue à environ un litre de liquide parfaitement limpide.

Le volume de la tumeur ayant été très notablement diminué par cette ponction, il m'est facile d'amener son extrémité supérieure dans l'incision faite à la paroi abdominale, et de l'enucléer tout entière, sans le moindre tiraillement.

Le pédicule qui se rend sur le ligament large du côté droit est long, peu volumineux, peu vasculaire ; je le saisis dans une ligature de soie, puis, dans une forte anse de fil de fer que je serre au moyen d'un serre-nœud. Quand la constriction me paraît suffisante, je sectionne le pédicule et il ne reste plus qu'à procéder à la toilette du péritoine.

Celle-ci est rapidement faite, car il ne s'est pas écoulé de sang dans la cavité abdominale, et je n'ai besoin que de recueillir, au moyen d'éponges fines, un peu de liquide ascitique qui s'est ramassé dans le bas-fond du petit bassin.

Je ramène le pédicule à l'angle inférieur de la plaie, je le maintiens au moyen d'une grosse aiguille qui le traverse de part en part, à la partie supérieure ; je réunis les trois adhérences en un seul faisceau, et je les attire peu à peu jusqu'à l'angle de l'ouverture abdominale, où je les retiens en fixant leurs ligatures sur une épingle implantée dans la paroi.

Le pansement est constitué par deux points de suture profonde, enchevillée, et quinze points de suture superficielle entortillée.

Deux tampons de flanelle sont appliqués de part et d'autre de la plaie, une compresse de flanelle s'étend sur tout le ventre, un coussinet formé de linges fins et souples comble le creux énorme que présente l'abdomen; enfin, une large ceinture de flanelle maintient le tout très exactement.

L'opération a duré une heure un quart; il est vrai que l'écoulement du liquide ascitique et le pansement complet ont pris chacun environ vingt-cinq minutes.

La malade se réveille spontanément; elle n'accuse aucune douleur, elle n'a pas eu conscience de l'opération. Le pouls et la respiration sont également calmes et réguliers.

La tumeur, examinée, présente deux parties bien distinctes, l'une supérieure formée par une masse fibreuse, dure, résistante, ayant tous les caractères des fibromes utérins; la partie inférieure est kystique : en dehors des deux loges les plus vastes que j'ai ponctionnées au cours de l'opération, on en trouve encore un certain nombre de volume variable. L'ensemble pèse plus de deux kilogrammes, ce qui, en tenant compte du liquide écoulé, donne plus de trois kilogrammes pour la tumeur; quant au liquide ascitique, je rappelle sa quantité qui dépassait trente litres.

Pendant la première journée, la malade prend de temps en temps, et en petite quantité, soit du bouillon ou du champagne frappé, soit quelques gouttes de teinture ammoniacale anisée dans un peu d'eau glacée. Elle a quelques moments de léger sommeil.

Au bout de vingt-quatre heures j'enlève les épingles de la suture superficielle, à l'exception toutefois de la première et de la dernière que je laisse pour maintenir plus exactement les angles, et je les remplace par des bandelettes collodionnées. Les pédicules et les adhérences ont donné un peu de sérosité sanguinolente, je les touche avec du perchlorure de fer.

Le deuxième jour, la malade prend du bouillon en plus grande quantité, il n'y a ni fièvre ni douleur.

Le troisième jour cet état se maintient, la malade accuse un violent appétit. Je permets un œuf, qui est très bien supporté.

Le ventre est souple, indolore, sans le moindre ballonnement, il ne s'y est pas reproduit la moindre quantité de liquide. Toutes les fonctions s'exécutent normalement, je n'ai dû avoir recours au cathétérisme qu'une seule fois aussitôt après l'opération. Selles faciles et normales.

Le quatrième jour, je fais prendre deux ailes de volaille, et à partir de ce moment le régime est de plus en plus réparateur, car la malade éprouve un violent appétit et supporte une alimentation très substantielle.

Le dixième jour, le serre-nœud tombe, j'enlève les deux épingles qui restaient encore de la suture superficielle.

Le douzième jour, j'enlève les points de suture profonde et je les remplace par de longues bandelettes collodionnées qui maintiennent tout le ventre.

Le quatorzième jour, la malade se lève; à partir du vingtième, elle quitte son appartement et circule dans la maison.

Le vingt-huitième jour, les ligatures qui maintenaient le pédicule formé par les trois adhérences tombe à son

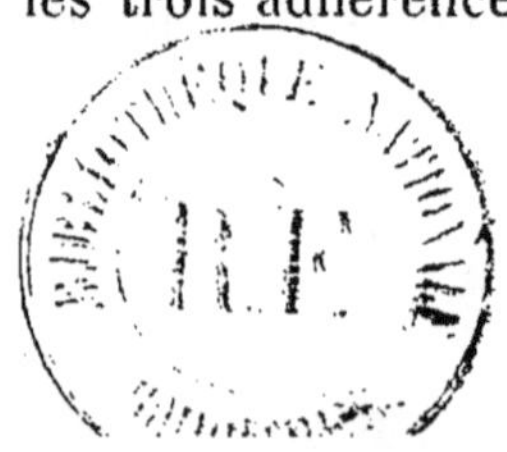

tour, car je n'avais pas cherché à hâter leur chute, et je supprime tout appareil de pansement, sauf une petite ceinture de flanelle destinée à maintenir encore quelque temps la paroi abdominale.

La malade sort le trentième jour, et peut faire à pied sans fatigue, une course de deux kilomètres.

Depuis, la santé est parfaite, la malade a repris un notable embonpoint; ses forces sont revenues et de fraîches couleurs ont remplacé son teint cachectique.

La menstruation est facile et régulière. L'opération ayant été faite le 19 avril, les règles devaient se montrer le 25; en effet; le 24, il y eut pendant quelques heures une petite perte sans douleur. Les règles n'arrivèrent véritablement que le 2 mai. Elles durèrent trois jours pendant lesquels il y eut un léger écoulement de sang au niveau du pédicule de la tumeur.

Le 1er juin, elles sont revenues et, la plaie, bien que cicatrisée, a laissé suinter un peu de sang. .

Cette observation me paraît digne de quelques courtes remarques : c'est un exemple frappant des difficultés considérables que présente parfois le diagnostic des tumeurs abdominales en général, des tumeurs ovariques en particulier, puisque celle-ci a pu être méconnue pendant des années et par les chirurgiens les plus autorisés.

La coïncidence d'une ascite considérable, rebelle à tout traitement et disparaissant avec la tumeur qui provoquait sa formation par irritation secrétoire du péritoine, est un fait à noter ainsi que l'heureuse influence ou, tout au moins, le manque d'influence de cet épanchement considérable sur le résultat de l'opération.

Enfin, et c'est là le point le plus important pour la pratique, l'histoire de ma malade démontre, une fois de plus, l'inutilité, je dirai même le danger, pour moi parfaitement démontré et avéré, des injections iodées dans les kystes de l'ovaire, qu'elles soient pratiquées dans la cavité kystique elle-même ou dans le péritoine distendu par un épanchement ascitique.

Ces injections ne suffisent jamais à guérir la maladie principale, et si elles n'amènent pas toujours des accidents mortels dont les exemples ne sont pourtant pas très rares, elles ont, dans presque tous les cas, l'inconvénient, après des accidents immédiats de péritonite, de provoquer la formation d'adhérences qui constituent toujours une grave complication quand, par la suite, on doit recourir à une opération radicale. -

G. MASSON, ÉDITEUR.

REVUE D'ANTHROPOLOGIE, publiée sous la direction de M. Paul Broca, professeur à la Faculté de Médecine de Paris. Septième année, tome Ier, fascicule 3, contenant : *Anatomie comparée des circonvolutions cérébrales, le grand lobe limbique et la scissure limbique dans la série des mammifères,* par M. Paul Broca (avec 36 figures dans le texte). — *Essai de classification des races humaines actuelles,* par M. Paul Topinard. — *Revue critique.* — *Revue des livres.* — *Revue des journaux.* — *Extraits et analyses.* — *Miscellanea.*

La *Revue d'anthropologie* paraît tous les trois mois : (janvier, avril, juillet, octobre), par fascicules de 12 feuilles grand in-8° (environ 200 pages), avec figures dans le texte, cartes, planches et tableaux.

Prix de l'abonnement annuel : Paris, 25 fr. ; départements, 27 fr. ; Union postale, 28 fr.

Des Causes de la mort prompte après les grands traumatismes accidentels et chirurgicaux, par le Dr François-Eugène Vincent, chef de clinique chirurgicale à la Faculté de Médecine de Lyon. Thèse de concours pour l'agrégation. 1 vol. in-8° de 440 pages avec figures dans le texte.. **8 fr.**

Le Service sanitaire de Lyon, son organisation médicale et ses résultats pratiques, par G. Garin, ex-médecin en chef du service sanitaire de Lyon. In-8° de 62 pages......................... **2 fr.**

Étude expérimentale et comparée sur l'arsenic et l'huile de foie de morue dans le traitement de la phthisie pulmonaire, par M. Johanny Renou, interne des hôpitaux de Lyon, lauréat de l'Institut. 1 vol. in-8° avec 10 planches .... **3 fr.**

Aperçu sur le fonctionnement du système nerveux, par M. le Dr Rames, ancien interne des hôpitaux de Paris, médecin en chef de l'hospice d'Aurillac. In-8° de 106 pages............................. **2 fr.**

Leçons sur les myopathies syphilitiques, par M. Charles Mauriac, médecin de l'hôpital du Midi, lauréat de l'Institut et de l'Académie de Médecine. 1 vol. in-8° de 208 pages......................... **4 fr.**

Du Mal vertébral, par M. le Dr Gustave Puel, lauréat de l'Académie de Médecine, lauréat et membre correspondant de la Société de Chirurgie de Paris, etc. Thèse de concours pour l'agrégation. 1 vol. in-8° de 215 p. **4 fr.**

Notices et Portraits : de *Blainville, Delpech, Villermé, Cerdy, Roslan, Velpeau, Trousseau, Louis, Cruveilhier, Nélaton.* — Éloges lus à l'Académie de Médecine, par M. Jules Béclard, secrétaire perpétuel de l'Académie de Médecine, professeur à la Faculté de Médecine, etc. 1 vol. in-8° de 330 pages. Prix... **5 fr.**

Bordeaux. — Imp. G. Gounouilhou, rue Guiraude, 11.